LOW CARB

Receitas Low Carb Para Uma Dieta Perfeita

(Um Guia Para Iniciantes De Um Corpo Forte E Mente Rápida)

Bruce Shor

Traduzido por Daniel Heath

Bruce Shor

Low Carb: Receitas Low Carb Para Uma Dieta Perfeita (Um Guia Para Iniciantes De Um Corpo Forte E Mente Rápida)

ISBN 978-1-989837-72-6

Termos e Condições

De modo nenhum é permitido reproduzir, duplicar ou até mesmo transmitir qualquer parte deste documento em meios eletrônicos ou impressos. A gravação desta publicação é estritamente proibida e qualquer armazenamento deste documento não é permitido, a menos que haja permissão por escrito do editor. Todos os direitos são reservados.

As informações fornecidas neste documento são declaradas verdadeiras e consistentes, na medida em que qualquer responsabilidade, em termos de desatenção ou de outra forma, por qualquer uso ou abuso de quaisquer políticas, processos ou instruções contidas, é de responsabilidade exclusiva e pessoal do leitor destinatário. Sob nenhuma circunstância qualquer, responsabilidade legal ou culpa será imposta ao editor por qualquer reparação, dano ou perda monetária devida às informações aqui contidas, direta ou indiretamente. Os respectivos autores são proprietários de todos os direitos autorais não detidos pelo editor.

Aviso Legal:

Este livro é protegido por direitos autorais. Ele é designado exclusivamente para uso pessoal. Você não pode alterar, distribuir, vender, usar, citar ou parafrasear qualquer parte ou o conteúdo deste ebook sem o consentimento do autor ou proprietário dos direitos autorais. Ações legais poderão ser tomadas caso isso seja violado.

Termos de Responsabilidade:

Observe também que as informações contidas neste documento são apenas para fins educacionais e de entretenimento. Todo esforço foi feito para fornecer informações completas precisas, atualizadas e confiáveis. Nenhuma garantia de qualquer tipo é expressa ou mesmo implícita. Os leitores reconhecem que o autor não está envolvido na prestação de aconselhamento jurídico, financeiro, médico ou profissional.

Ao ler este documento, o leitor concorda que sob nenhuma circunstância somos responsáveis por quaisquer perdas, diretas ou indiretas, que venham a ocorrer como resultado do uso de informações contidas neste documento, incluindo, mas não limitado a, erros, omissões, ou imprecisões.

Índice

Parte 1 1

Começar A Perder Peso 2

Capítulo 1 5

O Que Comer Ao Pequeno-Almoço Para Perder Peso 5

Capítulo 2 15

Diferentes Tipos De Comida Para O Almoço Para O Ajudar Na Perda De Peso 15

O Que Mais Comer Ao Tentar Perder Peso: 18

Capítulo 3 23

Uma Lista De Aperitivos Para Quando Se Está A Tentar Perder Peso 23

Uma Lista De Aperitivos Saudáveis Para Comer Durante A Dieta: 24

Capítulo 4 29

Diferentes Tipos De Comida Para Comer Ao Jantar Durante A Sua Dieta 29

Outros Jantares Saudáveis 36
A Conclusão Da Jornada De Perda De Peso 38

Parte 2 41

Conceito De Batch Cooking 42

Café Da Manhã 46

Porções De Café Da Manhã *Lowcarb* 46

Ovos Mediterrâneos 48

Ovos Cozidos E Aspargos 50

Burrito Do Café Da Manhã 52

Panquecas De Amêndoas Com Mirtilos 53

Almoço 55

Costeletas De Cordeiro Grelhadas Com Chimichurri 55

Almôndegas De Porco 57

Almôndegas Recheadas Com Cream Cheese 59

Coxas De Frango Com Couve De Bruxelas 61

Quiche De Salmão 63

Almôndegas Com Tomate E Queijo Feta 65

Jantar 67

Escondidinho *Lowcarb* 67

Frango Teriyaki 69

Macarrão De Abobrinha 71

Assado *Lowcarb* 73

Bolo De Carne *Lowcarb* 75

Triguilho Cozido Lentamente 77

Bolo De Peixe Ao Estilo Tailandês 79

Lanches 82

Parmesão Assado 82

Crocante De Abobrinha 84

Cheddar Frito 86

Sobremesas 88

Suflê De Coco 88

Ricota Com Baunilha 90

Frutas Com Ganache De Chocolate 91

Muffins De Cheesecake 92

Bolo De Chocolate 93

Colabore Conosco 94

Parte 1

Começar a perder Peso

Fazer dieta não é uma tarefa fácil. Devemos estar prontos e dispostos a manter uma dieta saudável para perder um determinado peso. Antes de entrar em dieta, devemos decidir qual o nosso objetivo no que diz respeito a quanto peso queremos perder numa semana ou mês.

Há muitas dietas diferentes para nos ajudarem a perder peso, mas neste livro iremos aprender sobre os diferentes tipos de comida que devemos consumir durante uma dieta de baixas calorias. Isto irá ajudar a perder peso depressa. Tudo o que consta neste livro baseia-se na minha experiência pessoal com a perda de peso após consumir diferentes tipos de comida.

Sempre que entro de dieta tento ler os rótulos de todas as comidas que consumo e saber exatamente quantos carboidratos e quantas calorias têm. Evito comer muitos tipos de pão e massa, a menos que sejam de farinha integral.

Também é importante durante uma dieta ter um dia de "batota." Neste dia, podemos espairecer um pouco e comer uma sobremesa ou o nosso prato favorito de massa. Se gosta de bife, grelhe um bom bife e coma com puré. Mas tenha a certeza que tem a força de vontade suficiente para voltar à dieta depois deste dia. Se acha que não vai voltar à dieta, o melhor será abdicar deste dia.

Não só é uma boa ideia comer saudável para perder peso, é também uma boa ideia fazê-lo pela sua saúde pessoal. Quando sair para jantar pergunte ao empregado de mesa se pode consumir determinadas entradas sem manteiga ou sem os carboidratos extra. Ou procure no menu algo leve, como uma salada com galinha grelhada ou peixe.

Boa sorte com a sua dieta com baixo teor de hidratos de carbono. Mantenha o autocontrolo e não se esqueça daquilo que todo este trabalho árduo irá alcançar. Livre-se de toda a comida de plástico que tiver em casa antes de começar a dieta, isto fará com que seja mais fácil segui-la quando se sentir tentado por aquele pacote de batatas ou bolachas.

Capítulo 1
O que comer ao Pequeno-Almoço para perder Peso

O pequeno-almoço é a refeição mais importante do dia. A razão para isto é que precisamos de ter algo no nosso corpo para queimar calorias ao princípio do dia. Se não tivermos nada no estômago, não irá haver nada para nos dar energia ou comida para queimar durante o dia.

Comer um pequeno-almoço saudável irá dar-lhe a energia necessária para se concentrar melhor de manhã, além de gerar bom humor logo ao início do dia. É do conhecimento geral que as pessoas que comem sempre o pequeno-almoço estão mais em forma do que aquelas que não o fazem.

Neste capítulo, irei falar de diferentes tipos de comida para ingerir ao pequeno-almoço durante uma dieta de baixo teor de carboidratos.

Ovos

Os ovos são uma excelente fonte de proteína para começar o dia. Começando por um pequeno-almoço tradicional, coma apenas dois ovos pela manhã. Tente não comer mais ovos durante o dia. Os ovos mantêm o estômago mais cheio do que qualquer outro alimento consumido ao pequeno-almoço. Prefira um acompanhamento saudável para os ovos em vez de torrada. Espinafres frescos salteados com um pouco de pimenta e sal são um bom acompanhamento para os seus ovos.

Outro excelente pequeno-almoço, que também é rápido de fazer: coloque ovos mexidos feitos apenas com as claras numa 'pita' de farinha de trigo integral, adicione tomates para uma sanduíche saudável.

Para se certificar que tem tempo de comer o pequeno-almoço antes de ir para o trabalho, coza os ovos na noite anterior e coloque-os no frigorifico. Na manhã seguinte, quando sair de casa, leve dois ovos. Pode pôr um pouco de sal ou pimenta e comer enquanto vai para o trabalho. Sei bem o quão dificil é acordar mais cedo do que o necessário, e por essa razão esta é uma boa forma de se certificar de que não pega num doce quando está a ir para o trabalho e acaba a comer um pequeno-almoço pouco saudável.

Fruta

Todas as frutas listadas em seguida estão cheia de minerais e vitaminas e são essenciais para que o corpo funcione corretamente.

- Maçãs
- Bananas
- Mirtilos
- Morangos
- Framboesas
- Pêssegos
- Uvas
- Ananás
- Arandos
- Laranjas
- Toranja
- Kiwi
- Meloa
- Amoras
- Melancia

De manhã para um pequeno-almoço saudável, corte bananas e maçãs e misture com mirtilos e uvas numa taça. É bastante simples e assim pode comer apenas este prato ou utilizá-lo como acompanhamento para ovos.

Os pêssegos são excelentes com queijo fresco e amêndoas, o que resulta num excelente e leve pequeno-almoço.

Existem muitas frutas que são um bom acompanhamento para as papas de aveia, mas as minhas favoritas levam leite de amêndoa, banana e mirtilos.

Existem muitos tipos de aveia, e esta é excelente com mel, leite de amêndoa e a sua fruta favorita ou passas.

Outro bom pequeno-almoço que pode ser feito com estas frutas é um batido com iogurte grego simples e mel.

Arranje algumas fatias de maçã e coma com manteiga de amendoim pela manhã. A fibra da manteiga de amendoim irá ajudar a mantê-lo cheio até ao almoço.

Iogurte grego simples é um pequeno-almoço agradável e cremoso. Adicione mel para adoçar e misture diferentes tipos de fruta e nozes no iogurte.

A toranja é uma excelente fruta para se comer quando se está a tentar perder peso. O melhor é comer meia toranja antes do pequeno-almoço. Mas não coma só a toranja. Esta é uma excelente fruta para acompanhar proteínas como, por exemplo, ovos ou iogurte grego.

A manteiga de amêndoa é deliciosa e saudável. Uma boa maneira de a consumir pela manhã é barrando-a em bananas ou maçãs.

Melão e meloa cortados aos pedaços são um ótimo acompanhamento para qualquer pequeno-almoço. Estes dois frutos são excelentes para a sua saúde e são um ótimo petisco para acompanhar um pequeno-almoço equilibrado.

Proteínas

Existem mais proteínas além dos ovos e do iogurte que podem ser adicionadas ao pequeno-almoço. Em seguida, mostro uma lista com outros tipos de proteínas saudáveis para comer ao pequeno-almoço:

Barre queijo fresco magro numa torrada de pão de trigo integral.

Em vez de juntar bacon, salsicha, ou presunto à omelete, junte pedaços de galinha.

Em vez de fazer ovos mexidos, faça a mesma receita mas com tofu. Adicione cogumelos, espinafres, tomates, brócolos, cebolas, pimentos e outros vegetais de que goste e que sejam pobres em carboidratos, ao tofu.

Embrulhe pedaços de abacate em bacon de peru e leve ao forno durante 5 minutos a 175 graus.

Torre pão de trigo integral, barre com manteiga de maçã ou de amendoim, e coloque banana fatiada por cima.

Como substituto da aveia, aqueça quinoa no microondas, adicione canela, maçãs fatiadas ou mirtilos, e misture com amêndoas ou nozes.

Faça um batido de proteína pela manhã com o seu tipo favorito de pó de proteína. Isto enche bastante e é fácil e rápido de fazer. Gosto de misturar duas colheres de proteína com sabor a baunilha numa chávena de leite de soja.

Capítulo 2
Diferentes tipos de comida para o Almoço para o ajudar na perda de peso

O pequeno-almoço não é a única refeição importante do dia. Ter a certeza de que come um almoço com um baixo teor de carboidratos é importante para manter um nível elevado de energia durante o dia.

Quando se está em dieta é extremamente importante não saltar refeições já que os nossos corpos precisam de queimar calorias para que percamos peso.

Neste capítulo, vou falar de ideias diferentes para o almoço que o ajudarão a perder peso durante uma dieta de baixas calorias.

Saladas

Saladas feitas com diferentes tipos de alface como, por exemplo, rúcula, alface romana, alface manteiga ou agrião estão cheias de nutrientes. Tente não comer apenas alface iceberg, já que não tem tanto valor nutricional. Aqui está uma lista de diferentes tipos de saladas para comer enquanto se está a perder peso:

Salada César com couve e salmão. Coloque apenas uma colher de chá de molho César magro na couve. Em vez de salmão, pode utilizar frango grelhado, camarão refogado, ou peixe branco.

Alface romana misturada com espinafres frescos. Adicione os seus vegetais favoritos: tomates, pepinos, azeitonas, feijão verde, abacate e pimentos amarelos ou verdes. Para proteína adicione peru ou galinha cortada aos pedaços ou camarão. Para um molho leve caseiro: Esprema um quarto de limão para uma taça, misture com pó de alho, vinagre de vinho branco, uma pitada de sal e de pimenta.

Tomates fatiados com queijo mozarela e manjericão. Tempere com um pouco de vinagre e azeite.

Rúcula, alface manteiga e agrião misturados com tomates, couve, queijo de cabra, pepinos e cebola vermelha com um pouco de vinagrete e azeite para temperar. Adicione a sua proteína favorita: bife da vazia, galinha, peixe ou camarão.

O que mais comer ao tentar perder peso:

Wraps de alface- Cozinhe frango e adicione gengibre, molho de soja e alho. Adicione cenoura ralada e pepino com um pouco de sementes de sesámo. Este wrap é excelente com alface manteiga ou uma folha de couve.

Wraps de Tortilla- Coloque galinha ou peru panado numa tortilla de trigo integral. Adicione alface romana, tomates, cebola, e um pouco de azeite e vinagre de vinho tinto para temperar.

Burrito- Faça um burrito de feijão com feijões previamante cozidos ou feijão preto, guacamole e molho. Em vez de utilizar uma tortilla, misture tudo numa taça. Pode acrescentar tomates frescos e alface se quiser. Para acompanhar este burrito, em vez de arroz, coma uma taça de fruta fresca.

Salada de Atum- Misture o atum com aipo picado, pimento, uma pitada de sal e uma colher de chá de sumo de limão. Corte um tomate às rodelas e parta a alface em pedaços. Junte à salada de atum.

Quinoa- Cozinhe quinoa no fogão. Depois de cozinhada pode comer fria ou quente, conforme preferir. Para mais sabor e nutrição, adicione tomates cortados, cebolinho ou cebola, pepino e ervas frescas - manjericão, coentros, óregãos ou tomilho.

Corte uma cabeça inteira de couve-flor, misture com um pouco de azeite, adicione os seus temperos favoritos. Utilize o programa de grelhador do forno e cozinhe a couve-flor durante 10 minutos. Ao mesmo tempo, cozinhe a quinoa no fogão durante 15 minutos. Cozinhe a couve à parte no fogão. Quando tudo estiver cozinhado, junte a couve-flor, a quinoa e a couve. Este é um almoço leve.

Hambúrguer de Peru- Faça um hambúrguer de peru no fogão, grelhador ou forno. Em vez de o comer com pão, coma com espinafres, tomate, cebola, e um pouco de ketchup e mostarda para dar sabor.

Sopa- Esta pode ser uma refeição com poucas calorias dependendo do tipo de sopa que faça. Compre sacos de vegetais congelados, bem como vegetais frescos. Utilize caldo de galinha com baixo teor de sódio como base, bem como água. Para proteínas adicione galinha ou feijão. Para mais sabor adicione alho e ervas frescas. A melhor forma de cozinhar: Junte todos os ingredientes numa panela de cozedura lenta e deixe cozinhar durante seis horas. Adicione os seus temperos favoritos e ervas para mais sabor.

Queijo Fresco- Misture queijo fresco, uvas, abacate, pepinos e tomates. Coloque sementes de pimenta partidas por cima.

Sanduíche Saudável- Faça uma sanduíche sem pão cortando pepinos em metade (ao comprimento), peru panado, um pouco de queijo e utilizando um palito para manter tudo no sítio.

Refogado- Galinha cortada aos pedaços com brócolos, pimento verde e vermelho, abóbora e cebolas vermelhas. Use azeite e molho teriyaki com baixo teor de sódio e cozinhe todos os ingredientes no fogão, em lume médio, durante 10 minutos.

Salada de Abacate- Corte o abacate ao meio, tire o caroço e coloque no lugar deste uma salada magra de galinha ou atum.

Wrap de Húmus- Faça um wrap de trigo integral com húmus, queijo de cabra, pedaços de peru e folhas de espinafre frescas.

Wrap de Quinoa- Faça um wrap de quinoa com feijão preto, queijo feta e abacate. Enrole num wrap de trigo integral. Adicione húmus para mais sabor.

É sempre boa ideia ter um acompanhamento. Por exemplo, fazer uma salada e comer uma sopa ou acompanhar os wraps com fruta ou vegetais.

Capítulo 3
Uma lista de aperitivos para quando se está a tentar perder peso

Petiscar comida saudável durante o dia ajuda os nossos corpos a terem os nutrientes de que precisam. É sabido que quando se come com intervalos de três a quatro horas, o nível de açúcar no sangue mantem-se estável e sentimos que temos muito mais energia durante o dia. Tente restringir-se a aperitivos que o ajudem a queimar gordura, mas não abuse. Não coma batatas fritas e bolachas.

Uma ideia para ter os seus aperitivos prontos quando sair, é colocá-los num Tupperware ou saco e tê-los no frigorifico ou num móvel da cozinha. Desta forma é só pegar neles e já está a levar a quantidade certa de comida.

Uma lista de aperitivos saudáveis para comer durante a dieta:

A fruta é algo excelente quando se quer petiscar. Existem muitos tipos diferentes de fruta que são fáceis de adquirir e estão cheios dos nutrientes e vitaminas de que os nossos corpos precisam todos os dias.

Corte diferentes tipos de vegetais, por exemplo: pepino, cenoura, aipo, primentos, azeitonas, brócolos, ou couve-flor e mergulhe-os em húmus.

Queijo fresco com pêssegos ou meloa.

Queijo de cabra barrado por cima de tomates fatiados.

Maçãs ou aipo com manteiga de amendoim.

Peru panado enrolado com queijo magro.

Congele bananas e pedaços de manga. Misture tudo para um aperitivo delicioso.

Faça as suas próprias pipocas caseiras sem manteiga, colocando um pouco de azeite. Adicione um pouco de sal para dar sabor.

Coza camarão e, em seguida, deixe-o arrefecer. Faça o seu próprio molho de cocktail com rábano, sumo de limão, pimenta moída, e um pouco de ketchup.

Faça uma mistura de passas, arandos secos, cajus, nozes, nozes pecan e amêndoas. Coloque num saco Ziploc e estão prontos para ir consigo.

Faça guacamole caseiro. Corte um talo de aipo e mergulhe no guacamole.

Pode encontrar edamame congelado no supermercado. Aqueça no microondas e adicione um pouco de sal.

As nozes são sempre um ótimo aperitivo para comer durante uma dieta. Os pistachos e as amêndoas engordam muito menos quando comparados com outras nozes e além disso enchem o estômago. Tente não comer mais de 20 nozes de cada vez.

Aqueça uma alcachofra inteira no microondas. Em separado aqueça azeite com sal, alho e pimenta e coloque os corações de alcachofra lá dentro.

Doce de maçã sem açúcar. Se gosta de canela coloque um pouco no doce de maçã.

Faça o seu próprio molho para vegetais com iogurte grego magro, pó de cebola,

aipo, sal e pó de alho. Adicione sal e pimenta a gosto.
Vegetais para mergulhar neste molho: cenouras, pimentos verdes ou vermelhos, pepinos, tomates, brócolos ou couve-flor.

Fatias de pizza feitas com uma beringela fatiada, molho de tomate e uma quantidade pequena de queijo feta e mozarella por cima. Junte todos os ingredientes e cozinhe no forno.

Fiambre com fatias de maçã e queijo magro.

Pepinos cortados com um pouco de queijo creme barrado por cima. (Não junte mais de uma colher de sopa de queijo creme.)

Pimentos cortados para mergulhar em queijo de cabra. (Não junte mais de uma colher de sopa de queijo de cabra.)

Corte um kiwi às rodelas e coloque coco ralado por cima.

E, por último, um dos meus aperitivos favoritos: Uvas vermelhas congeladas.

Capítulo 4
Diferentes tipos de comida para comer ao Jantar durante a sua dieta

O jantar é a última refeição do dia, certifique-se de que não come demasiado perto da hora de deitar, já que os nossos corpos precisam de tempo para queimar calorias. De forma a ter a certeza de que está a comer de forma saudável, faça uma planificação dos jantares da semana. Desta forma, irá pôr a carne a descongelar durante o dia.

Neste capítulo, vou falar de diferentes tipos de comida para o jantar que o ajudarão a perder peso durante uma dieta de baixas calorias.

Galinha

Cozinhe peitos de galinha sem osso na grelha com um pouco de azeite e condimentos (o meu condimento favorito para galinha é grego e de nome Cavender's). Como acompanhamento corte uma corgete em tiras longas, junte cogumelos laminados e espargo. Embrulhe estes vegetais em alumínio e cobra-os com um pouco de azeite e condimentos à sua escolha. Coloque diretamente na grela.

Cozinhe a galinha no forno e tempere-a com sumo de limão e alecrim. Para acompanhamento asse batatas vemelhas sem casca e couve.

Faça uma salada César de frango com couve e alface romana. Misture uma colher de chá de molho César magro e adicione galinha grelhada ou assada. Coloque uma pitada de queijo Parmesão por cima.

Cozinhe uma galinha no forno com sumo de limão, especiarias e alcaparras.

Adicione manjericão ou coentros para dar sabor. Como acompanhamento asse couves de Bruxelas no forno durante 10 minutos. Nos últimos dois minutos, coloque a grelhar para que fiquem um pouco crocantes. Coloque um pouco de azeite nas couves de Bruxelas e adicione os seus temperos favoritos antes de colocar no forno.

Galinha no forno salteada com gengibre e alho. À parte salteei espinafres, cogumelos e cebolas. Primeiro coloque os vegetais no prato e por cima coloque a galinha e sementes de sésamo.

Uma excelente e saudável sopa caseira de vegetais e galinha para fazer numa panela de cozedura lenta. Coloque água na panela, adicione uma galinha inteira, corte cenouras, aipo e couve ou repolho-chinês. Adicione um saco de vegetais congelados. Adicione pó de alho, salsa picada, pimenta e uma pitada de sal. Desfie a galinha e deite fora os ossos assim que acabar de cozinhar. Cozinhe todos os ingredientes em lume brando durante seis horas.

Salteei os brotos de feijão e os pimentos verdes cortados com azeite, flocos de pimentão vermelho, alho e um pouco de molho de soja. À parte, salteei os pedaços de galinha com gengibre e alho. Assim que a galinha estiver feita, misture os vegetais e a galinha.

Peixes

Camarões salteados com espinafres frescos, aboborinha, brócolos e cenouras cortadas e couve-flor. Cozinhe tudo isto no fogão com ervas frescas e os condimentos que preferir. Cozinhe com azeite. Não utilize manteiga.

Cozinhe salmão no forno com alcaparras, sumo de limão e azeite. Como acompanhamento para o salmão, cozinhe brócolos ou espargos a vapor.

Cozinhe o camarão no forno com alho, pimenta, sumo de limão, uma pitada de sal e caldo de galinha. Coza massa de trigo integral no fogão. Corte azeitonas de Kalamata, cebolas, coentros, e tomates. Adicione à massa. Misture todos os ingredientes incluíndo o molho restante, aquele onde o camarão foi cozinhado.

Envolva o salmão numa película e adicione os tomates, as cebolas, o alho, as alcaparras e o sumo de limão. Envolva todos os ingredientes e coloque-os no forno. Asse a 175 graus durante 20 minutos.

Grelhar ou assar o peixe branco com sumo de limão, alcaparras, coentros e alho. Faça vegetais como acompanhamento. Por exemplo, couve, brócolos, espargos ou espinafres.

Porco

Costeletas de porco sem osso feitas no fogão com vinho para cozinhar branco ou tinto com especiarias. À parte cozinhe cogumelos no fogão com azeite, alho picado, sal e pimenta. Cozinhe feijão verde no vapor. Coloque os cogumelos sobre as costeletas de porco e coma o feijão verde como acompanhamento.

Costeletas de porco grelhadas e fatias de ananás. Para um sabor agradável, coloque o porco em marinada com molho de soja de baixo teor de sódio, gengibre e alho. Para acompanhamento faça arroz integral com pimentos vermelhos e verdes picados.

Tacos de porco. Faça o porco numa panela de cozimento lento com molho de barbecue magro. Corte cebolas, coentros, tomates e manga e coloque por cima. Para mais sabor adicione guacamole a um taco de trigo integral com o resto dos ingredientes. Esprema sumo de limão por cima para dar sabor.

Outros jantares saudáveis

Para uma salada de tacos, cozinhe o peru no fogão. Corte os tomates, os coentros e as cebolas. No que toca à alface, escolha uma alface romana. Se quiser adicionar queijo, utilize queijo cheddar ralado magro. Como tempero utilize molho e guacamole. Como acompanhamento: arroz integral e feijão preto.

Grelhe bifes e tempere com pimenta-preta. Misture tomates, cebolas, pepinos, couve-de-bruxelas, queijo Feta, alface romana, e couve, regue com azeite e vinagre e coloque por cima o bife grelhado com pimenta preta.

Outra ideia para uma salada. Grelhe bife da vazia, corte abacates, tomates, pepinos e adicione um pouco de queijo de cabra, rúcula e alface romana. Para temperar utilize azeite e vinagre ou o seu tempero caseiro com sumo de limão, vinagre branco, alho em pó, e um pouco de sal e pimenta.

Faça um grande prato de vegetais grelhados. Por exemplo: aboborinha, beringela, cebolas, tomates, cenouras, pimentos, cogumelos Portobello, e couves de Bruxelas. Envolva todos os vegetais num pouco de azeite, sal e pimenta.

Massa com várias sementes misturada com vegetais frescos. Cozinhe a massa à parte. E salteei os vegetais numa frigideira com uma colher de sopa de azeite. Quando terminar, misture os vegetais e a massa com pesto de manjericão ou molho de tomate.
Vegetais: espargo, cogumelos, espinafres, abóbora e tomates.

A Conclusão da jornada de perda de peso

Espero que este guia seja um bom ponto de partida para começar a perder peso. Durante a dieta, é boa ideia fazer exercício de manhã e à noite para ter os melhores resultados antes e depois da sua dieta. Tente não comer muitos carboidratos e doces. Faça novos objetivos todas as semanas e tente cumprí-los.

Fazer dieta não é nada fácil, mas com a mentalidade certa e força de vontade, pode ser feito. Tenha a certeza de que tem tempo para fazer exercício. Tente todas a manhãs acordar um pouco mais cedo para fazer uma corrida ligeira antes de ir trabalhar. Antes de se ir deitar, espere trinta minutos depois de comer e corra novamente. Se está inscrito num ginásio, faça exercício antes e depois do trabalho.

Se for casado e estiver de dieta, tente que a sua esposa ou esposo também participe. Ter companhia vai fazer com que perder peso seja muito mais fácil. Desta forma não se sentirá tentado a comer certas comidas ou a não fazer exercício. Trabalhem em equipa.

Certifique-se de que leva o almoço consigo todos os dias, desta forma não será tentando a comprar algo pouco saudável e que não satisfaz. Tenha um plano para as refeições de todas as noites, assim quando chegar a casa está tudo lá e à espera de ser cozinhado. Não haverá a tentação de encomendar pizza ou outro tipo de fast food.

Não desista da sua dieta de baixas calorias. Não se esqueça dos seus objetivos quando pensar em gelado, batatas fritas, bolachas, etc... Há uma razão porque começou a dieta, vai sentir-se com muito mais energia depois de comer de forma saudável durante apenas 3 dias. Não se pese todos os dias. Apenas o faça uma vez por semana e tome nota do peso para ver o seu progresso.

Boa sorte em sua jornada para se tornar mais em forma e saudável!

Parte 2

Conceito de Batch Cooking

Batch cooking pode ser descrito como um modo de preparar a maioria de suas refeições e lanches com antecedência. Você pode se programar para usar duas ou três horas de um dia, de preferência no final de semana, para fazer as refeições da semana toda. Gastar algumas horas de um dia para preparar as refeições da semana é melhor do que gastar 60 minutos diários para fazer uma única refeição em particular.

As refeições em lote basicamente evitam o cansaço mental de ter que pensar no que cozinhar para o jantar, ou o fato de ter que cozinhar após um dia cansativo. Comer fora de casa é uma opção, porém, pode ser um desafio encontrar refeições *lowcarb* condizentes com a sua dieta.

No começo, é normal que você se sinta sobrecarregado com todas as refeições que terá que fazer para toda a semana, mas você pode simplificar o processo. Uma forma de facilitar é começar com a preparação das refeições mais elaboradas. Em seguida comece a programar com calma as demais preparações, considerando os dias em que pode acelerar mais. Quanto mais cozinhar em lotes, melhor você ficará. Antes que você perceba, será uma máquina em preparação de refeições e um guru na arte de ganhar tempo!

Segue a lista de equipamentos e suprimentos que você pode precisar para tornar a preparação mais fácil:
- Vários recipientes grandes;
- Mixer ou aparelho similar;
- Saco plástico com fecho para lanches;
- Recipientes de vidro, herméticos;
- Fogão, forno, micro-ondas, panela elétrica, etc.

A regra de ouro é cozinhar a comida "natural", com nada ou pouco tempero,incluindo o sal e o óleo. Quando for hora de servir será simples. É só aquecer a comida no micro-ondas, forno ou fogão e adicionar os condimentos.

Você pode adicionar molhos, temperos, condimentos, ervas e outros itens frescos e servir com saladas, grãos, iogurtes, peixes enlatados e outros alimentos.

Antes de aprender algumas receitas, listamos diversas dicas para tornar o processo de preparação das refeições em lote mais fácil:

Congele em pequenas porções: Não faz sentido congelar seis litros de sopa de galinha em um só recipiente, a não ser que esteja planejando usar a sopa toda de uma vez. Congele em porções menores, que serão usadas durante cada refeição. Isso torna o descongelamento mais fácil.

Livre-se do ar: Quando armazenar comida no freezer, tenha certeza que tirou todo o ar do saco plástico, prevenindo a queima do alimento pelo frio. Você pode usar um canudo para tirar o excesso de ar. Se a comida não preencher o recipiente todo, cubra o prato com um papel-manteiga, cobrindo as laterais, para prevenir que o ar entre.

Rotule: Não esqueça de rotular os diferentes alimentos que congelar. Escreva o que é, a quantidade, quando foi preparado e as instruções que precisam ser consideradas após o descongelamento. Isso torna o processo de cozinhar mais fácil e com menos chance de o alimento estragar, sabendo quando ele foi preparado e quando vencerá.

Sempre saiba o que já está disponível: Assegure-se de que, toda semana antes da preparação da próxima leva de refeições, você saiba o que já têm no freezer. Isso garantirá que a comida não vai estragar.

Para começar a cozinhar em lote, aqui estão algumas receitas de baixa caloria.

Café da Manhã

Porções de Café da Manhã *LowCarb*

Rende2porções.

Ingredientes
¼ de xícara de queijo cheddar picado
2 ovos grandes
1 pacote de *wrap* de baixa caloria

Modo de preparo
1. Mexa os ovos e tempere a gosto.
2. Para fazer 4 pedaços iguais, corte duas metades uma segunda vez. Os pedaços devem ter 5x10 cm cada.
3. Coloque um pouco dos ovos mexidos e um pouco do queijo cheddar em casa uma das quatro partes do *wrap*e coloque uma segunda parte por cima.
4. Use um garfo para pressionar e fechar bem as laterais (cada porção). Agora frite as porções em óleo de coco por 10 segundos de cada lado, em temperatura média.
5. Refrigere o que sobrar para ser utilizado depois.

Informações Nutricionais por Porção: Calorias: 197,8 kcal. Gordura 13,4 g. Carboidratos: 8,2 g. Proteínas: 14,6 g.

Ovos Mediterrâneos

Rende 4 porções
Ingredientes
90 gramas de queijo feta despedaçado
6 a 8 ovos grandes
1/3 de xícara de tomates secos cortados à *julienne*
1 dente de alho picado
1 colher de sopa de azeite de oliva extra virgem
1 colher de sopa de manteiga
1 ½ cebola grande fatiada
Pão ciabatta em rodelas, se desejado
Salsinha, cortada fininha
Sal kosher, de grão grosso.
Pimenta preta, moída na hora

Modo de preparo
1. Esquente a manteiga em uma frigideira de aço inoxidável em fogo médio.
2. Quando a manteiga estiver derretida, adicione as cebolas, mexa e organize-as de maneira uniforme.
3. Diminua a temperatura para que as cebolas cozinhem por uma hora

aproximadamente, até que fiquem macias e douradas. Lembre-se de mexer a cada cinco ou dez minutos.

4. Adicione os tomates secos e o alho e cozinhe de um a três minutos, enquanto mexe. Cozinhe até que o aroma se desprenda. Transfira a mistura para um recipiente e refrigere até a hora de comer.

5. Para cozinhar os Ovos Mediterrâneos, acomode a mistura em uma panela de maneira uniforme. Quebre os ovos por cima da mistura, salpique o sal, a pimenta e o queijo feta.

6.Tampe a panela e cozinhe por dez a quinze minutos. Confira bem os ovos nos últimos três minutos, agitando levemente a panela para ver a consistência da gema. Cozinhe até que ela não se mova.

7. Remova da panela e guarde até que esteja pronto para servir.

8. Ao servir,salpique a salsinha picada e sirva na ciabatta.

Informação Nutricional por Porção: Gordura: 11 g. Carboidratos: 11 g. Proteínas: 9 g.

Ovos Cozidos e Aspargos

Rende 2 porções
Ingredientes
¼ de colher de chá de pimenta preta
¼ de colher de chá de alho
2 colheres de sopa de queijo parmesão
4 colheres de sopa de farinha de amêndoa
8 ovos grandes
½ xícara de creme de leite
16 aspargos pequenos

Modo de preparo
1. Pré-aqueça o forno em 200°C
2. Unte uma travessa e reserve.
3. Ferva os aspargos por cerca de dois minutos, até que fiquem crocantes. Após, retire o excesso de água e os mergulhe em água gelada.
4. Seque os aspargos e coloque-os na travessa untada. Cubra com creme de leite e quebre os ovos por cima dos aspargos.
5. Misture a pimenta preta, o alho, o queijo parmesão e a farinha de amêndoa em uma travessa pequena.

6. Salpique a mistura por cima dos ovos e coloque no forno. Cozinhe por 10 minutos aproximadamente, até que a gema esteja firme, que o creme suba sobre os ovos, que o aroma se solte e a cor fique dourada.

7. Divida em duas porções e guarde em potes herméticos na geladeira, até que seja consumido.

Informações Nutricionais por Porção: Calorias: 471 kcal. Proteínas: 20,8 g. Gorduras: 40,4 g. Carboidratos: 10,6 g.

Burrito do Café da Manhã

Rende 2 porções
Ingredientes
4 colheres de sopa de salsa
2 tortilhas *lowcarb*
60 g de queijo cheddar
4 ovos

Modo de preparo
1. Misture os ovos e polvilhe queijo ralado por cima, enquanto ainda estiver quente. Doure os dois lados das tortilhas e deixe esfriar.
2. Coloque o queijo cheddar e os ovos no centro da tortilha e embrulhe bem. Coloque em uma panela e doure os lados.
3. Remova e transfira para um pote hermético. Guarde na geladeira.
4. Quando for comer, sirva com um pouco de salsa.
Informações Nutricionais por Porção: Calorias: 314,3 kcal. Gorduras: 21,4 g. Carboidratos: 12,4 g. Proteínas: 24,5 g.

Panquecas de Amêndoas com Mirtilos

Rende 4 porções
Ingredientes
1 xícara de mirtilos frescos
8 colheres de sopa de *whey protein* sabor baunilha
60 g de queijo cottage cremoso
¼ de colher de chá de fermento em pó
½ xícara de farinha de soja seca, grão integral
3 ovos
¼ de xícara de farinha de amêndoa branqueada.

Modo de preparo
1. Misture o fermento em pó, a farinha de soja e a farinha de amêndoa.
2. Acrescente o queijo cottage e os ovos batidos e continue mexendo, até que fique homogêneo.
3. Aqueça uma frigideira grande não aderente em fogo médio e use óleo de canola ou manteiga para untar levemente.
4. Despeje a massa na frigideira, usando aproximadamente ¼ de xícara por

panqueca. Após começar a se formar bolhas em cada panqueca, vire-as e cozinhe o outro lado, de maneira uniforme. Esse processo levará aproximadamente dois minutos.

5. Coloque as panquecas em recipientes e sirva com mirtilos quando for comer.

Informações Nutricionais por Porção: Calorias: 212 kcal. Carboidratos: 11,3 g. Proteínas: 20,3 g. Gorduras: 10 g.

Almoço

Costeletas de Cordeiro Grelhadas com Chimichurri

Rende 4 porções
Ingredientes
8 (120 gramas cada) costeletas de lombo de cordeiro, aparadas
½ colher de chá de pimenta preta, moída na hora
¾ de colher de chá de sal kocher
2 dentes de alho picado
1/8 de colher de sopa de pimenta vermelha, amassada
2 colheres de chá de chalotas picadas
1 ½ colher de sopa de vinagre branco
2 colheres de sopa de caldo de galinha com baixo teor de sódio
2 ½ colheres de sopa de azeite de oliva extra virgem
½ xícara de salsa
1 ½ xícara de hortelã fresca
Óleo para cozinhar em spray

Modo de preparo

1. Misture no processador ¼ de colher de chá de pimenta, ¼ de colher de chá de sal, a pimenta vermelha, as chalotas, o vinagre, o caldo de galinha, o óleo, a salsa e a hortelã fresca.
2. Processe os ingredientes até que todos estejam incorporados
3. Tempere o cordeiro com o restante de sal e pimenta, dos dois lados.
4. Aqueça uma panela em fogo médio e use o óleo para cozinhar em spray para cobrir a panela.
5. Coloque o cordeiro na panela e cozinhe os dois lados, por cinco minutos cada lado.
6. Reserve a costeletas de cordeiro e o molho em recipientes separados.
Informações Nutricionais por Porção: Calorias: 303 kcal. Gorduras: 18,4 g. Proteínas: 30,1 g. Carboidratos: 4,4 g.

Almôndegas de Porco

Rende 30 unidades

Ingredientes

500 g de carne de porco moída
1 colher de sopa de caldo de carne
½ colher de chá de sal
1 ovo grande, levemente batido
1 colher de sopa de molho de soja com baixo teor de sódio
1 colher de sopa de molho de pimenta
1/3 de xícara de farinha panko

Modo de preparo

1. Pré-aqueça o forno em 180 °C aproximadamente. Use papel alumínio para forrar a assadeira e depois borrife óleo para cozinhar em spray.
2. Misture em uma tigela a carne de porco, o caldo de carne, o sal, o ovo levemente batido, o molho de soja, o molho de pimenta e a farinha panko.
3. Molde a carne em bolas de 2,5 cm aproximadamente e coloque na panela.
4. Asse as almôndegas por 25 a 30 minutos. Ao final do cozimento, as

almôndegas não podem estar rosadas no centro.

5. Congele-as até o momento de consumi-las.

Informações Nutricionais por Unidade: Calorias: 241 kcal. Carboidratos: 6,24 g. Proteínas: 14,74 g. Gorduras: 17,10 g.

Almôndegas Recheadas com Cream Cheese

Rende 25 unidades
Ingredientes
3 colheres de sopa de tomates secos cortados em fatias finas
2 fatias finas de bacon
1 ovo levemente batido
Sal e pimenta a gosto
750 gramas de carne de porco
1 dente de alho amassado
1 cebola cortada em fatias finas
2 colheres de sopa de alecrim, tomilho, orégano e sálvia.
Para rechear
110 gramas de cream cheeseem pedaços

Modo de preparo
1. Para fazer as almôndegas, coloque os ingredientes em uma tigela e misture com as mãos.
2. Faça porções do tamanho de uma bola de golfe usando uma colher de sobremesa. Em seguida, achate a mistura para formar um círculo.

3. Para fazer o recheio, coloque um cubo de cream cheese no centro do círculo.

4. Feche a mistura de almôndega em volta do cream cheese e coloque as bolas recheadas em uma assadeira untada.

5. Repita o procedimento até que tenha usado toda a mistura. Borrife óleo para cozinhar em spray nas almôndegas. Isso as torna mais crocantes e douradas de maneira uniforme.

6. Asse a 180°C até dourar, por aproximadamente 15 a 20 minutos.

Informações Nutricionais por Almôndega: Calorias: 103 kcal. Gorduras: 7,5 g. Carboidratos: 0,7 g. Proteínas: 7,8 g.

Coxas de Frango com Couve de Bruxelas

Rende 2 porções

Ingredientes
¼ de xícara de caldo de galinha
Suco de limão
1 colher de sopa de azeite de oliva
Sal e pimenta
Alho granulado
1 colher de sopa de óleo de coco
1 talo de couve de Bruxelas picado
2 coxas de frango inteiras, com pele e osso
Queijo parmesão

Modo de preparo
1. Pré-aqueça o forno em 220°C enquanto prepara as couves de Bruxelas.
2. Coloque a couve no azeite e tempere com o alho granulado, sal e pimenta.
3. Lave as coxas de frango e seque-as. Tempere com alho granulado, sal e pimenta. Reserve.
4. Aqueça o óleo de coco em uma panela de ferro até que uma gota de água adicionada ao óleo produza um som chiado.

5. Adicione as coxas de frango na panela e deixe por aproximadamente seis a oito minutos. Não mexa até que fique crocante.

6. Vire a coxa de frango e deixe o outro lado ficar crocante também. Espere um pouco e, em seguida, adicione as couves de Bruxelas junto com o suco de limão e o caldo de galinha e mexa.

7. Coloque o conteúdo que estava na panela em um saco plástico com fechoaté o momento do consumo.

8. Coloque a panela no forno para assar até que a carne esteja suculenta e bem cozida. Isso deve demorar aproximadamente 30 minutos.

9. Sirva com queijo ralado, para tornar o prato super saboroso!

Informações Nutricionais por Porção:Calorias: 267,2 kcal. Gorduras:15,2 g. Carboidratos: 4 g. Proteínas: 28,3 g.

Quiche de Salmão

Rende 10 porções

Ingredientes
250 ml de leite integral
250 g de cream cheese em pedaços
8 ovos
500 g de salmão em filetes ou pedaços
1 colher de chá de endro seco
1 pitada e sal e pimenta

Modo de preparo
1. Bata os ovos e tempere com sal e pimenta. Adicione o leite e misture.
2. Adicione o cream cheese e o salmão em pedaços e misture delicadamente com um garfo.
3. Deixe a mistura em um prato untado. Distribua os pedaços de peixe de forma uniforme.
4. Asse em 180°C durante aproximadamente 30 minutos.
5. Se necessário, faça a mistura de ovos e coloque em uma lata, adicione pedaços de salmão uniformemente para evitar que fiquem em um só local.

6. Sirva e armazene as sobras em recipientes hermeticamente fechados e leve à geladeira.

Informações Nutricionais por Porção:Calorias: 207 kcal. Gorduras:16,2 g. Carboidratos: 2,2 g. Proteínas: 17,2 g.

Almôndegas com Tomate e Queijo Feta

Rende 16 unidades

Ingredientes

Azeite de oliva para fritar
2 colheres de sopa de água
¼ de xícara de farinho de amêndoa
½ colher de chá de alho em pó
1 ovo
½ colher de chá de tomilho seco ou 1 colher de sopa de folhas frescas de tomilho
2 colheres de tomate seco picado
¼ de xícara de queijo feta em pedaços
450 g de peru

Modo de preparo

1. Em uma tigela média, misture a água, a farinha de amêndoa, o alho em pó, o ovo, o tomilho, o tomate e o peru moído.
2. Faça almôndegas de 2,5 cm aproximadamente com essa mistura e frite em azeite, em uma panela grande.

3. Cozinhe as almôndegas por aproximadamente três a quatro minutos e as vire.

4. Cozinhe novamente pelo mesmo tempo até que a parte externa fique bem cozida.

5. Retire as almôndegas da panela e transfira para um prato forrado com papel toalha, para absorver o óleo.

6. Após, você pode refrigerar até o momento de servir.

7. Coma as almôndegas sozinhas ou com polpa de tomate e legumes para uma refeição completa.

Informações Nutricionais por Porção: Calorias: 89 kcal. Gorduras: 8 g. Carboidratos: 0,65 g. Proteínas: 6 g.

Jantar

Escondidinho *LowCarb*

Rende 8 porções
Ingredientes
3 cenouras raladas
60 ml de caldo de carne
400 g de tomates picados enlatados
2 dentes de alho amassados
500 g de cordeiro ou carne bovina moída
1 cebola roxa picada
Azeite extra virgem

Purê de couve-flor
50 g de queijo ralado
Sal e pimenta a gosto
30 ml de creme de leite
1 couve-flor pequena em pedaços
55 g de manteiga

Modo de preparo
1. Aqueça o azeite em uma panela e frite o alho e a cebola roxa, até ficar cozido. Não doure.

2. Adicione a carne moída e mexa até que a mistura esteja cozida e dourada.

3. Adicione o caldo de carne, a cenoura ralada e o tomate picado e misture.

4. Abaixe o fogo e ferva por aproximadamente 10 minutos. Deixe a panela destampada enquanto prepara o purê de couve-flor, para o líquido evaporar e o caldo engrossar.

Purê de couve-flor

1. Ferva a couve-flor por aproximadamente 8 a 10minutos, ou até ficar macia.

2. Escorra e deixe o vapor sair, retirando o excesso de água da panela, de modo a não deixar o purê aguado.

3. Adicione o creme de leite, a pimenta, o sal e a manteiga. Passe a mistura no liquidificador para ficar homogênea.

4. Para montar o prato, coloque a carne no fundo de uma travessa e cubra com o purê de couve-flor. Polvilhe queijo ralado.

Informações Nutricionais por Porção: Calorias: 284 kcal. Gorduras: 18,5 g. Carboidratos: 10 g. Proteínas: 20 g.

Frango Teriyaki

Rende 2 porções

Ingredientes

10 gotas de adoçante
Pimenta a gosto
1 colher de sopa de gengibre em pó
1 colher de sopa de alho em pó
1 colher de sopa de vinagre branco
3 colheres de sopa de azeite de oliva
1 colher de sopa de molho inglês
7 colheres de sopa de molho de soja
600 g de peito de frango, sem pele e sem osso

Modo de preparo

1. Misture o molho de soja, a pimenta, o gengibre, o adoçante, o alho, o vinagre, o molho inglês e o azeite de oliva em uma tigela para fazer uma marinada.
2. Pique o frango e coloque na tigela com a marinada e deixa na geladeira por pelo menos 30 minutos.
3. Cozinhe o frango na frigideira em fogo médio.

4. Cozinhe até que não haja mais líquido e mantenha refrigerado até o momento em que for servir.

Informações Nutricionais por Porção: Calorias: 620 kcal. Gorduras: 23 g. Proteínas: 90 g. Carboidratos: 4 g.

Macarrão de Abobrinha

Rende 4 porções

Ingredientes

2 a 3 colheres de sopa de sopa de pesto de manjericão
2 xícaras de brócolis
½ xícara de cebola verde cortada em pedaços
6 fatias de bacon cru
1 pitada generosa de sal
4 abobrinhas médias, cortadas à *julienne*
Queijo parmesão

Modo de preparo

1. Coloque a abobrinha em uma peneira ou tigela e polvilhe o sal. Sacuda para espalhar.
2. Deixe a abobrinha descansar por 15 minutos e escorra o excesso de água espremendo a abobrinha.
3. Cozinhe o bacon em uma frigideira em fogo médio, até ficar crocante, mexendo regularmente. Após cozido, coloque sobre papel toalha para secar.

4. Despedace o bacon e remova os farelos. Reserve cerca de 2 colheres de sopa estes farelos.

5. Coloque a panela no fogo novamente e adicione o brócolis e a cebola. Mexa com frequência e cozinhe em fogo médio até ficar crocante, aproximadamente por três a cinco minutos.

6. Adicione 2 colheres de sopa de pesto e abobrinha e sacuda para espalhar bem. Prove e ajuste o tempero como desejado e deixe aquecer aproximadamente por dois a três minutos.

7. Guarde o macarrão de abobrinha e o farelo de bacon em sacos plásticos com fecho diferentes. Ao servir, salpique queijo ralado e farelo de bacon.

Informações Nutricionais por Porção: Calorias: 107 kcal. Gorduras: 5,1 g. Carboidratos: 3,6 g. Proteínas: 10,3 g.

Assado *LowCarb*

Rende 10 porções

Ingredientes

2 colheres de sopa de vinagre de maçã
½ colher de chá de pimenta preta
1 colher de sopa de pimenta em pó
1 colher de chá de orégano seco
1 colher de sopa de coentro moído
2 colheres de sopa de cominho
1 colher de chá de sal
½ xícara de pimentão vermelho e amarelo cortados em fatias
1 colher de chá de alho em pó
2 colheres de chá de sopa de cebola
1 xícara de tomates em cubos
½ xícara de pimentão verde enlatado, picado.
½ xícara de salsa verde
Entre 1 kg e 1,5 kg de carne assada sem osso.

Modo de preparo

1. Tempere o assado com quantidade suficiente de sal e pimenta e sele em uma panela quente, até ficar dourado em todos

os lados. Posicione o assado no fogão, para cozimento lento.

2. Adicione os tomates, os pimentões e a salsa verde na panela utilizada para selar a carne. Deixe deglaçar e então ferva.

3. Despeje a mistura sobre a carne que está em cozimento lento e adicione o vinagre de maçã, a pimenta preta, a pimenta em pó, o orégano, o coentro, o cominho, o sal, a pimenta em pó, o alho e a sopa de cebola.

4. Cozinhe em fogo alto por cerca de quatro horas ou até a carne ficar macia.

5. Desfie a carne. Sirva com a cobertura preferida e refrigere as sobras.

Informações Nutricionais por Porção: Calorias: 271 kcal. Gorduras: 19 g. Carboidratos: 2 g. Proteínas: 20 g.

Bolo de Carne *LowCarb*

Rende 12 porções

Ingredientes
4 fatias de bacon, para cobrir o bolo de carne
Legumes picados ou ralados
2 colheres de chá de orégano seco
2 colheres de sopa de tomate seco picado
2 fatias de bacon, em cubos
Manjericão fresco picado
Salsinha fresca picada
2 ovos levemente batidos
750 g de carne de porco moída
750 g de carne bovina moída
2 dentes de alho amassados
1 cebolinha fatiada
Sal e pimenta a gosto
Queijo ralado, opcional

Modo de preparo
1. Unte e forre uma assadeira e reserve. Adicione todos os ingredientes em uma tigela e misture usando as mãos, incorporando tudo.

2. Faça um bolo de carne grande e coloque na assadeira. Cubra com as fatias de bacon e salpique queijo ralado, se quiser.

3. Asse a 180°C até que fique bem cozido, por cerca de 50 minutos ou mais.

4. Guarde em um recipiente hermeticamente fechado até o momento de servir.

Informações Nutricionais por Porção: Calorias: 370 kcal. Gorduras: 25 g. Carboidratos: 1,2 g. Proteínas: 35 g.

Triguilho Cozido Lentamente

Rende 6 porções
Ingredientes
1 colher de sopa de casca de limão ralada
1/3 de xícara de hortelã fresca ou coentro picado
¼ de colher de chá de sal
1 colher de sopa de óleo de canola
1 pimenta jalapeño média fatiada
1 ½ xícara de triguilho, lavado e escorrido
Óleo para cozinhar em spray
Fatias de limão, opcional

Modo de preparo
1. Cubra uma panela de cozimento lento com óleo em spray e adicione o triguilho, o sal, o gengibre, o óleo, a pimenta cortada e água.
2. Cozinhe a mistura em fogo baixo por aproximadamente 1 hora e 30 minutos. Em seguida, misture a casca de limão e a hortelã.
3. Sirva o triguilho à temperatura ambiente e decore com fatias de limão e de jalapeño. Armazene as sobras.

Informações Nutricionais por Porção: Calorias: 83 kcal. Carboidratos: 14 g. Gorduras: 3 g. Proteínas: 2 g.

Bolo de Peixe ao Estilo Tailandês

Rende 4 porções
Ingredientes
1/3 de xícara de óleo vegetal
50 g de feijões verdes picados
3 chalotas verdes, cortadas em fatias finas
1 ovo levemente batido
2 colheres de sopa de molho de pimenta agridoce.
2 colheres de sopa de molho de peixe
¼ de xícara de farinha de milho
½ xícara de folhas frescas de coentro
500 g de peixe branco firmes, em filetes
Molho de pimenta agridoce, à parte
Fatias de limão, para servir
Para a Salada de Ervas e Amendoim
2 colheres de chá de suco de limão fresco
2 colheres de sopa de azeite de oliva
2 colheres de sopa de amendoim torrado picado
½ xícara de coentro fresco
50 g de salada asiática

Modo de preparo

1. Coloque as fatias de peixe branco em um processador e bata até ficar homogêneo.
2. Adicione o ovo, o molho agridoce, o molho de peixe, a farinha de milho e o coentro e continue a processar até misturar bem.
3. Despeje a mistura em uma tigela grande e adicione os feijões e as chalotas e mexa.
4. Aqueça um pouco de óleo na frigideira, em fogo médio, e coloque quatro anéis de ovos na frigideira quente.
5. Divida a mistura de peixe em oito porções e pressione uma porção em cada um dos anéis de ovos.
6. Cozinhe a mistura por aproximadamente quatro minutos de cada lado ou até dourar.
7. Transfira os bolos de peixe para um prato com papel toalha e faça o mesmo com a mistura restante.
8. Você pode congelar os bolos até quando quiser servir.
9. Prepare a salada combinando o suco de limão, o óleo, o amendoim, o coentro e a

salada asiática, misturando em uma tigela grande.

10. Divida a salada e os bolos de peixe entre os pratos e sirva com o molho chili e as fatias de limão.

Informações Nutricionais por Porção: Calorias: 500 kcal. Gorduras: 35 g. Proteínas: 35 g. Carboidratos: 12 g.

Lanches

Parmesão Assado

Rende 12 porções
Ingredientes
12 colheres de sopa de parmesão ralado
Opcional: semente de papoula e de gergelim

Modo de preparo
1. Pré-aqueça o forno em 200°C Enquanto isso, coloque uma assadeira em uma bandeja.
2. Escolha um cortador grande de biscoitos que tenha forma circular, sem fundo.
3. Pressione o cortador na folha e espalhe queijo parmesão ralado uniformemente.
4. Pressione o queijo com os dedos para que ele fique bem espalhado.
5. Levante o cortador e continue com o processo para obter o número desejado de biscoitos.
6. Asse-os por aproximadamente 10 minutos, até que o queijo comece a derreter. Cuide para que ele não queime.

7. Ao servir, você pode incorporar algumas sementes de papoula para dar mais sabor.
8. O parmesão assado congela muito bem.

Informações Nutricionais por Porção: Calorias: 22 kcal. Gorduras: 1 g. Proteínas: 2 g. Carboidratos: 0 g.

Crocante de Abobrinha

Rende 4 porções

Ingredientes
1 colher de chá de tomilho
¼ de colher de chá de pimenta preta moída
1 colher de chá de alho em pó
1 colher de chá de sal marinho
1 ovo
1 xícara de farinha de amêndoa
1 abobrinha grande, cortada em rodelas

Modo de preparo
1. Pré-aqueça o forno em 250°C e em seguida coloque uma grade no meio do forno.
2. Use papel manteiga para forrar uma assadeira e reserve.
3. Bata levemente os ovos em uma tigela e misture em uma tigela separada a pimenta preta, o tomilho, o alho em pó, o sal e a farinha de amêndoa.
4. Molhe as fatias de abobrinha nos ovos e escorra até que o excesso seja retirado.

Em seguida coloque na tigela de mistura de farinha de amêndoa e cubra.

5. Forre a assadeira com as fatias de abobrinha.

6. Asse por aproximadamente seis minutos de cada lado. Após, guarde-as em um saco plástico com fecho e guarde na geladeira. Você pode servir com qualquer molho *lowcarb* que goste.

Informações Nutricionais por Porção: Calorias: 112 kcal. Gorduras: 9 g. Carboidratos 6 g. Proteínas: 6 g.

Cheddar Frito

Rende uma porção
Ingredientes
2 colheres de sopa de azeite de oliva
2 colheres de sopa de sementes de cânhamo
2 colheres de chá de farinha de amêndoa
2 colheres de chá de semente de linhaça moída
2 ovos
4 fatias (50 gramas cada) de queijo cheddar
Sal e pimenta a gosto

Modo de preparo
1. Aqueça uma colher de sopa de azeite de oliva em uma frigideira, em fogo médio. Enquanto isso, misture os ovos, a pimenta e o sal em uma tigela a parte.
2. Misture a farinha de amêndoa com a linhaça e as sementes de cânhamo.
3. Use a mistura de ovos para cobrir as fatias de cheddar e despeje por cima a mistura de farinha, linhaça e semente de cânhamo.

4. Frite as fatias de queijo por três minutos aproximadamente, cada lado. Armazene até a hora de comer e sirva quente.

Informação Nutricional por Porção: Calorias: 588 kcal. Gorduras: 48 g. Proteínas: 35 g. Carboidratos: 5 g.

Sobremesas

Suflê de Coco

Rende 2 porções
Ingredientes
2 colheres de chá de essência de baunilha
2 colheres de sopa de creme de leite
60 gramas de cream cheese
2 colheres de sopa de coco ralado
2 colheres de sopa de flocos de coco, sem açúcar

Modo de preparo
1. Toste levemente os flocos de coco e misture com o coco ralado e a manteiga, durante cerca de 30 segundos.
2. Misture com o cream cheese e leve ao micro-ondas por mais 30 segundos. Continue mexendo até obter uma massa leve e aerada.
3. Adicione a essência de baunilha e o creme de leite e misture bem.
4. Coloque na geladeira ou no freezer até ficar firme. Sirva após esfriar. Você

também pode deixar a sobremesa na geladeira até o momento de servi-la.

Informações Nutricionais por Porção: Calorias: 321,8 kcal. Gorduras: 32,6 g. Carboidratos: 6,4 g. Proteínas: 3,3 g.

Ricota com Baunilha

Rende 2 porções
Ingredientes
2 colheres de sopa de *crèmefraîche*
2 sachês de essência de baunilha
400 g de ricota, 2% de gordura

Modo de Preparo
1. Combine o *crèmefraîche* com a ricota e então adicione a essência de baunilha.
2. Se você quiser preparar sua própria essência de baunilha, raspe a polpa da fava de baunilha e misture com um pouco de adoçante líquido.
3. Refrigere até que esteja pronto para comer.
Informações Nutricionais por Porção: Calorias: 290 kcal. Gorduras: 18 g. Proteínas: 8 g. Carboidratos: 3 g.

Frutas com Ganache de Chocolate

Rende 6 porções

Ingredientes

120 gramas de morangos
2 xícaras de framboesas
2 xícaras de mirtilos frescos
1/3 de xícara de creme de leite
½ colher de chá de extrato de baunilha

Modo de Preparo

1. Misture as frutas e coloque em uma travessa de sobremesa.
2. Aqueça o creme e o chocolate em fogo baixo até que derreta, ou aqueça no micro-ondas por cerca de 30 segundos.
3. Adicione a baunilha e misture até que a consistência fique macia.
4. Resfrie um pouco, coloque o chocolate por cima das frutas e sirva. Essa sobremesa congela bem.

Informações Nutricionais por Porção: Calorias: 260 kcal. Proteínas: 2,3 g. Gorduras: 17,8 g. Carboidratos: 19,1 g.

Muffins de Cheesecake

Rende 12 porções

Ingredientes
2 ovos grandes
1 colher de chá de extrato de baunilha
½ xícara de xilitol
240 gramas de cream cheese

Modo de Preparo:
1. Pré-aqueça o forno em 180 °C
2. Utilize óleo para cozinhar em spray para untar uma forma com capacidade para 12 muffins. Misture o xilitol e o cream cheese usando um mixer, até que fique cremoso.
3. Adicione os ovos e depois o extrato de baunilha e misture. Coloque a mistura de forma proporcional em cada espaço da forma de muffins.
4. Asse por 40 minutos aproximadamente e deixe esfriar. Refrigere as porções em sacos plásticos com fecho até que sejam servidos.
5. Ao servir, preencha os bolinhos com uma mistura de frutas e os cubra com cobertura batida.

Bolo de Chocolate

Rende 2 porções

Ingredientes
½ colher de chá de fermento em pó
4 colheres de chá de adoçante sucralose
2 xícaras de claras de ovos
40 gramas de chocolate amargo
1 xícara de leite de amêndoas sabor chocolate, sem açúcar
4 colheres de *whey protein* sabor chocolate
4 colheres de sopa de cacau em pó, sem açúcar

Modo de preparo
1. Em uma tigela, misture o fermento em pó, o adoçante, as claras de ovos, o chocolate amargo, o leite de amêndoas, o *whey protein* e o cacau em pó.
2. Despeje a massa em uma assadeira em forno pré-aquecido a 200 °C durante cerca de 25 minutos.
3. Sirva ou guarde para lanchar depois.
Informações Nutricionais por Porção: Calorias: 73 kcal. Carboidratos: 3,10 g. Proteínas: 10,01 g. Gorduras: 2,15 g.

Colabore Conosco

Obrigado novamente por fazer o download deste livro!

Eu espero que ele tenha o ajudado a aprender novas receitas *lowcarb*.

O próximo passo é agir e seguir a dieta.

Por fim, se você gostou no livro, peço gentilmente que deixe seus comentários.

Quero alcançar o máximo possível de pessoas e um bom número de comentários irá ajudar nessa missão!

Obrigado e boa sorte!